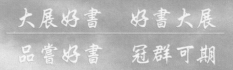

大展好書　好書大展
品嘗好書　冠群可期

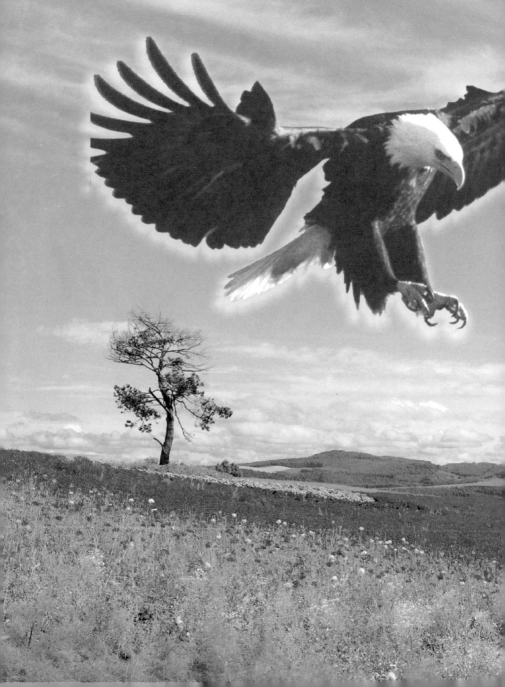

大展好書　好書大展
品嘗好書　冠群可期

導引養生功 2

導引保健功

附教學光碟

張廣德◎著

大展出版社有限公司

國家圖書館出版品預行編目資料

導引保健功／張廣德　著
－初版－台北市：大展，2005【民94】
　　面；21公分－（導引養生功；2）
　　ISBN 957-468-363-X　（平裝：附影音光碟）
　1.氣功
411.12　　　　　　　　　　　　　　　　93024642

北京體育大學出版社・北京體育大學音像出版社
授權中文繁體字版

導引保健功

ISBN 957-468-363-X

著　　者／張廣德
策劃編輯／青　山
發 行 人／蔡森明
出 版 者／大展出版社有限公司
社　　址／台北市北投區（石牌）致遠一路 2 段 12 巷 1 號
電　　話／(02)28236031・28236033・28233123
傳　　真／(02)28272069
郵政劃撥／01669551
網　　址／www.dah-jaan.com.tw
E - M A I L／service@dah-jaan.com.tw
登 記 證／局版台業字第 2171 號
承 印 者／弼聖彩色印刷有限公司
裝　　訂／建鑫印刷裝訂有限公司
排 版 者／ERIC視覺藝術
初版 1 刷／2005 年（民94年） 3 月

定價 350 元

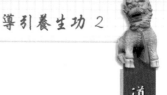

出版說明

　　導引養生功是透過意識的運用、呼吸的控制和形體的調整，使身心健康優化的自我經絡鍛鍊方法。它是以人體各系統發病的病因、病理為依據，以中國醫學的整體觀念、陰陽五行、臟腑經絡、氣血理論和現代醫學有關理論為指導，把導引和養生、肢體鍛鍊和精神修養融為一體的經絡導引術，是人們通往身心健康、延年益壽的一門綜合性新學科。

　　導引養生功的關鍵技術是辯證施治，其創新點是對症練功，概括起來，具有五個大特點，即「五性」和「五結合」：①功醫相結合，對症施功，功到病除，具有針對性；②中西結合，醫理科學，辯證論治，具有哲理性；③練養結合，尤重養生，修身養性，具有全面性；④動靜結合，三調一體，形神共養，具有整體性；⑤神藝結合，動作優美，語言形象，音樂高雅，具有藝術性。被譽為武術運動的一個新發展，武術的金項鏈。

　　30 年來的推廣實踐和臨床應用均證明，人們無病時可用於預防，有病時可用於治療，病後又可用於康復。其術之簡易，其用之宏大，得到專家、學者的充分肯定和中國政府的正式承認，於 1992 年榮獲國家體育科學技術進步獎。

　　目前，《導引養生功》已被翻譯為英、日、韓、

導引保健功

義、德、法等六國文字出版，受到了國內外廣大朋友們的熱烈歡迎。

由於購買者頗多，為了滿足廣大的導引養生功愛好者的需求，我社決定對張廣德先生所創《導引養生功》功法分卷修訂，與完整的教學光碟配套，重新出版。

該書，圖文並茂，彩色製版，圖像清晰，易學易練，很便於大家學習。

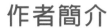

作者簡介

張廣德，男，字飛宇，號鶴齡燕人，1932 年 3 月生，河北省唐山人，教授，中華武林百傑，中國武術八段。

第一代的武術研究生，曾任北京體育大學導引養生學研究室主任，中國高等教育學會導引養生學專業委員會會長，現任北京體育大學導引養生中心名譽主任。

1959 ～1963 年，先後畢業於北京體育學院（現北京體育大學）本科和研究生部。畢業後留校任教及從事科研工作。

40 多年來，在武術教學中，張教授是以「摸規律、抓特點」為治學之本，培養了一批著名的武術人才；在研創養生太極體系中，以易學的哲理及中國醫學中的經絡學說、陰陽五行學說和氣血理論為指導，取得強身健體、防治一些慢性疾病的顯著效果；在創編導引養生功體系中，以系統性、科學性、實效性、藝術性和廣泛適用性等「五性」為宗旨，以易、醫、功、藝、美、樂「六位一體」為核心，筆觸嚴謹，銳意創新，得到了專家承認。在傳授養生太極和導引養生功時，以真心、熱心、耐心「三心」為原則，受到了群眾的熱烈歡迎。目前，該功已推廣到五大洲，據不完全統計，以導引養生功為媒介，有 60 多個國家

和地區與我校有著密切交往。

　　張教授所創編的導引養生功，1992 年榮獲國家體育科學技術進步獎；1993 年張教授榮獲國務院頒發的「為高等教育事業做出突出貢獻」榮譽證書，並享有專家特殊津貼待遇；1996 年導引養生功首批被列為國家全民健身計劃推廣項目；1999 年國家體育總局又授予他體育科技榮譽獎；2002 年史康成校長代表北京體育大學再次授予他「在導引養生功的創編和推廣工作中作出了重要貢獻」的獎牌和證書等。

　　張教授在教研之餘著書共 19 卷：《自律調節養生術》、《導引養生功·功法卷（上）》、《導引養生功·功法卷（下）》、《導引養生功·功理卷》、《導引養生功·養生卷》、《導引養生功·答疑卷》、《養生太極掌（1）》、《養生太極掌（2）》、《養生太極掌（3）》、《養生太極劍（短袍）》、《導引養生·形體詩韻》、《十四經脈圖解》、《導引養生功圖解》、《兒童意念健身功》、《擒拿百則》、《武術入門》、《導引養生功標準教程·基礎篇》、《導引養生功標準教程·強心篇》、《導引養生功—學校教材》等約 400 多萬字，發表導引養生功和武術、太極拳論文 20 餘篇。其中，多篇的論著分別榮獲北京體育大學學術研討會、全國武術學會論文報告會、中

國體育科學大會以及亞洲體育科學討論會一等獎、二等獎和優秀獎。

張教授曾多次遠赴日本、法國、德國、澳洲、新加坡、荷蘭、比利時、奧地利、英國、葡萄牙、西班牙、義大利、美國等十多個國家講學，為弘揚中國養生文化，促進國際間友好往來和中西方文化交流做出很大的貢獻。

張教授現雖已退休，但他退而未休，除了繼續在國內外普及、傳播中國養生文化外，還精心撰寫著「養生太極體系」中的《養生太極劍（長袍）》、《養生太極操》、《養生太極扇》、《養生太極刀》和導引養生功標準教程「益肺篇」、「補脾篇」、「固腎篇」等養生專著。

「欲明人者先自明」，是張教授教書生涯中崇尚的名言：「不爭春榮，笑迎秋霜」是他的人生追求。

導引保健功

編者寄語

健康長壽是每個人的美好願望。千百年來，不少醫家、養生學家都在尋求延年益壽的方法，積累了豐富的經驗和理念，為中華民族的繁衍和發展壯大作出了重大貢獻。

隨著社會進步，經濟、文化的發展，人們的生存條件日益改善，物質文明和生活水準有了顯著提升，使人類的壽命明顯延長，全世界（包括我國在內）面臨著人口老齡化的挑戰。目前，健康已成為現代人的第一需要。

什麼是健康呢？在過去很長的時間裏，人們一直認為「不生病就是健康」。然而，錯了！實際上健康並非無病，無病也不等於健康。世界衛生組織（ＷＨＯ）給健康下了這樣的定義：「健康不僅是不生病，而且是身體上、生理上和社會適應上的完好狀態。」這就告訴我們，健康不單純是指生理健康，還包括心理健康和對複雜社會的良好適應能力。

還有一組數據值得注意，經專家的研究、統計發現，目前健康人群只佔 15%，疾病人群佔 15%，有70% 左右人群屬於第三狀態，即亞健康狀態（包括所有人群）。由於中老年人隨著年齡的增長，身體中的各種「零件」已逐漸老化了，抵抗力降低了，在 70%

的亞健康人群中，其比例佔了多數。這就給我們每個人、特別是中老年人，提出了新課題，即是在新的環境下如何保持健康、獲得長壽？

我們知道，所謂的亞健康狀態是健康與疾病兩者之間的過渡狀態，也可稱為「轉機期」。這個「轉機期」具有雙重性，一種是向穩定、積極、良好的方向轉化，稱為「生機」，使身體由弱變強、使病患者得以康復。一種是向異常、消極、不好的方面發展，稱為「殺機」，變身體機能越來越弱、疾病日趨嚴重，甚至危及生命。

導引養生功體系的編創，考慮了「第三狀態」對人體健康發展、轉歸的雙重性，體現世界衛生組織關於健康新概念的精神：系統地貫徹了身心共同健康的原則，響應和遵循著 2000 年 8 月中共中央、國務院作出的《關於加強老齡工作的決定》精神，試圖為廣大群眾提供一個身心共同健康的「舞臺」，為辛勤工作了大半輩的老年朋友奉獻一份愛心，同時，也使得筆者有機會和大家一起美化「夕陽」，共享晚年之樂，這是我多年來的心願。

期望導引養生功的愛好者、參與者們，能身體力行，建立科學的生活方式，養成良好衛生習慣，努力

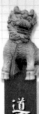

導引保健功

培養「自我保健」意識，健康長壽，活過百歲，盡享天年，指日可待。正如南北朝時陶弘景所說：「我命在我不在天」（《養性延命錄》）。也正如三國時期曹操所言「盈縮之期，不但在天，養怡之福，可得永年」。

　　最後，衷心地祝願大家身心健康，學習成功！

張廣德

目　錄

導引保健功

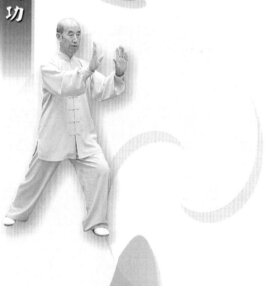

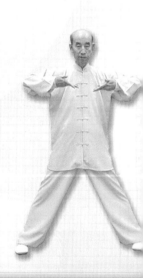

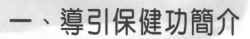

一、導引保健功簡介

「導引保健功」是以中國醫學的整體觀念，辯證施治和經絡學說以及某些常見病、多發病的病因、病理為理論根據編成的。它是一套具有綜合防治作用的經絡導引動功。多年來，經過對 319 例患有一種或多種疾病的人作了臨床觀察，實驗室研究和社會調查證明效果顯著。

二、導引保健功的特點

1. 意形結合　重點在意

「意」是指意念或意守；「形」是指姿勢或動作。練習「導引保健功」，要求意念和姿勢緊密結合起來，隨著功夫的提高，動作的熟練，還要求把練功重點逐漸地轉到意念上來，這就是意形結合，重點在意。

意念是導引，稱為意念導引；姿勢也是導引，稱為姿勢導引。它們在防病、治病上各有各的特點，各有各的作用，不能互相代替，意念導引的特點是「靜中求動」，以意念的「靜」，求得肌體中的「動」，即以「靜」促使周身血液循環、疏導臟腑氣機、暢通經絡氣血、開啓身體穴竅等。

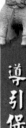

「動作導引」的特點是「動中求靜」，以柔和緩慢協調性的動作，求得身體上的「靜」，即以「動」促使經絡氣血和調、臟腑陰陽平衡、心肺氣機平和、神經系統寧靜等，故二者恰當結合，無疑有助於扶正祛邪，既練「內」，又健「外」，有益於健康。

既然「動作導引」有如此重要的作用，為什麼待動作熟練後還要將重點轉移到意上來呢？這是因為：

（１）意念貫穿套路的始終，為練功的主導。它擔負著意守某穴位，使之產生氣感的重要任務。可以說，沒有意念的作用，協調的動作無論如何也是完不成的。

（２）意守適度與否是練功出不出偏差的關鍵。不管練功者一天之內練幾遍「導引保健功」，不管在什麼時間或什麼地點練，只要意守適度，一般來說，都不會出偏差。出現偏差的主要原因，在於意守不得法，不是意守過緊，通稱「死守」；就是將本來是練功手段的「意守」，當作練功的目的來追求。

（３）社會心理不健康是人們患病的主要原因之一。從目前世界動態來看，普遍地認為：人疾病的形成，除細菌、病毒等侵襲機體外，相當多的是人的社會心理不健康造成的。而正確的意守能較好地調整人

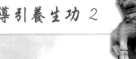

的情緒。

　　這個就是練習「導引保健功」為什麼要「意形結合，重點在意」的原因所在。

　　「導引保健功」意守特點是「意隨形變」。亦即不同的動作，意守不同穴位。例如：第一式「調息吐納」，第四式「鵬鳥展翅」，第五式「力搬磐石」，第八式「老翁拂髯」要求意守丹田；第二式「順水推舟」，第六式「推窗望月」，第七式「迎風撣塵」要求意守勞宮，第三式「肩擔日月」要求意守命門。這是根據意守不同的穴位可以治療不同疾病而安排的。

2.動息結合　著重於息

　　「動」是指動作，「息」是指呼吸。一吸一呼為一息。練習「導引保健功」要求動作與呼吸緊密相結合，著重於「息」。這是因為動作是導引，稱為動作導引，呼吸也是導引，稱為呼吸導引，二者在防病治病上各有各的特點，各有各的作用。「動作導引」的特點在前面已經談過，在此不作重複。「呼吸導引」的特點是透過「調息」來疏通經絡，調合陰陽，理氣和中，調運氣血。因此可以說：「動息結合，著重於息」這八個字不僅是「導引保健功」的特點，而且是

整個「導引養生功」的總要求，練功者應認真領會，長期堅持之。

3.周身放鬆　姿勢舒展

「周身放鬆，姿勢舒展」是導引保健功的又一特點。全套有八個動作，瀟灑大方，不僵不拘，輕飄徐緩，舒適自然，既像春蠶吐絲，連綿不斷；又如行雲流水，相連無端。演練起來使人們心曠神怡，精神愉快，大有飄然若仙之感。因此，具有「周身放鬆，姿勢舒展」的特點，有助於平衡陰陽、調整臟腑，疏通經絡、調和氣血，鬆解黏連、滑利關節，活血化瘀、消腫止痛，強筋壯骨、增強體質。

4.逢動必旋　逢作必繞

「逢動必旋，逢作必繞」也是「導引保健功」特點之一，要求貫穿在整個套路的始終。所謂的「逢動必旋，逢作必繞」就是做「導引保健功」的每一個動作時，包括上肢和下肢都處在旋轉纏繞、絞擰回環之中。如：第一式「調息吐納」兩腕的微微上提和兩掌的徐徐下按；兩腿的緩緩下蹲和兩膝的輕輕伸直；第三式「肩擔日月」身體的左轉和右轉，兩臂的內旋和

外旋，兩腕的環繞和回纏，第六式「推窗望月」的兩臂左右纏繞，輪擺推帶，兩腿、兩膝、兩踝的屈伸蹲起，成歇步或盤根步時前腳的外擺屈踝，後腳的提踵側蹬以及轉腰折體；第七式「迎風撣塵」兩臂的旋轉纏繞，兩肘的回屈前伸和兩掌的舒袖撣塵等。這種「逢動必旋，逢作必繞」的特點，能起到「以指代針」的作用，能暢通全身經氣，調和陰陽，增強各臟腑器官的功能，能調節各腺體和神經系統的功能，提高心肺功能，降低血脂，促使血壓恢復正常。

5. 提肛鬆肛　貴與息合

提肛，即肛門、會陰部撮合上提。鬆肛，亦即肛門、會陰部放鬆下落。提肛與鬆肛的重點在於與呼吸緊密的配合，這叫做「貴與息合」。練習「導引保健功」的每一個動作都要這樣做，其配合的原則和作用見「和胃健脾功」的特點。

6. 柔和緩慢　連貫圓活

在練習「導引保健功」時要做到「四要」和「四不」。「四要」是：第一，要緩慢；第二，要柔和；第三，要圓活；第四，要連貫。「四不」是不僵硬；

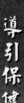

不鬆懈；不直往；不斷續。這「四要」和「四不」是互相促進、不可分割的一個整體。緩慢有助於柔和，柔和有助於圓活，圓活有助於連貫，連貫又有助於柔和。

　　經常做到「四要」和「四不」，可以使人精神怡然，肢體輕盈，神清氣爽，體態安祥，可暢通經絡，調和氣血；可疏導五臟氣機，益氣養血，消積化瘀，取得有病治病，無病強身的效果。

導引保健功

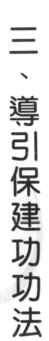

三、導引保建功功法

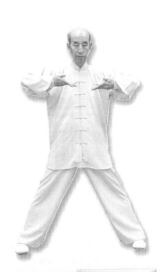

功前準備：

　　併步站立，周身放鬆，氣定神斂，思想集中，怡然自得，準備練功。

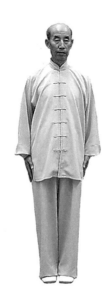

功前準備

默念練功口訣：

　　夜闌人靜萬慮拋，意守丹田封七竅。
　　呼吸徐緩搭鵲橋，身輕如燕飄雲霄。

小知識	子曰：「賢哉，回也！一簞食，一瓢飲，在陋巷，人不堪其憂，回也不改其樂。賢哉，回也！」 　　孔子說：顏回多麼賢德！一竹筐飯、一瓢水、住在很狹小的巷子裏，別人都不能夠忍受，顏回卻不改變他的樂處，多麼賢德，顏回！ 　　　　　　　　　　　　　　　——《論語‧雍也第六》

導引保健功

功前準備

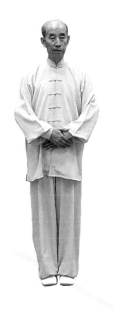

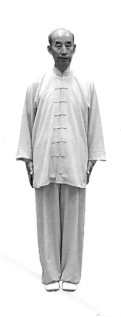

要點提示：

1.兩手疊於丹田，男、女均左手在裏。

2.默念完畢，將兩手垂於體側；眼平視前方。

小知識

精、氣、神之間的關係？

精氣神三者是生命之根本。正如《靈樞‧本臟篇》云：「人之氣血精神者，所以奉生而周於性命者也。」精為神之宅，有精則有神，所以積精可以全神。精傷則神無所舍，是為失守。精又為氣之母，精虛則無氣，人無氣則死。精氣神三位一體，不可分割，存則俱存，亡則俱亡。因此，精脫者死，失神者亦死。故精氣神三者是人生死存亡的關鍵。

導引保健功

第一式　調息吐納

　　1.隨吸氣，提肛調襠；重心移於右腳，右腿半蹲，左腳向左開步，兩腿隨之伸直；同時，以兩掌腕關節頂端領先徐緩向前、向上擺起，高與肩平，寬與肩同，掌心朝下，兩臂自然伸直；眼平視前方。

第一式

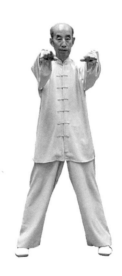

名稱內涵　調息吐納

　　調息吐納，即調整呼吸，它是中國古代的一種養生法。意指把濁氣儘量從口中呼出，再從鼻孔吸進清新空氣。古人稱為「吐故納新」。

　　　　　　　　　　　　　　　　——《莊子‧刻意》

　　嵇康《養生論》說：「呼吸吐納，服食養生」。後來被道家所承襲，聲稱透過「吐納」可以吸取「生氣」，吐出「死氣」，達到「長生」。

導引保健功

　2.隨著呼氣，鬆腹鬆肛；兩腿屈膝半蹲；同時，兩肘稍回收下沈，帶動兩掌稍坐腕輕輕下按至腹前，掌心朝下，掌指朝前；眼平視前方。

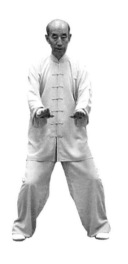

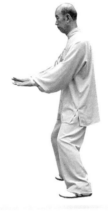

側視圖

第一式

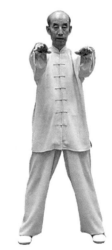

　3.隨著吸氣，提肛調襠；同時，以兩掌腕關節頂端領先徐緩向前、向上擺起，高與肩平，寬與肩同，掌心朝下，兩臂自然伸直；眼平視前方。

　4、6同2，5、7同3。

小知識　　夫喜怒者，道之邪也；憂悲者，德之失也；好憎者，心之過也；嗜欲者，性之累也。——《淮南子》

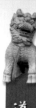
導引保健功

第一式

　　8.隨著呼氣，鬆腹鬆肛；重心移至右腳，左腳向右腳併攏，還原成併步站立勢；眼平視前方。

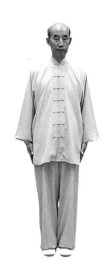

練功次數：

　　共做兩個 8 拍，第二個 8 拍的第 8 拍兩腿伸直，兩掌垂於體側，掌指朝下；眼平視前方。

要點提示：

　　1.兩掌向前，向上方擺起時，要沈肩垂肘，切勿挺腹。

　　2.兩腿下蹲時，要鬆腰斂臀，切勿後仰與前傾。

　　3.精神集中，意守丹田或勞宮。

| 小知識 | 中央生濕，濕生土，土生甘，甘生脾，脾生肉，肉生肺，脾主口。 　　　　——《陰陽應象大論》 |

第二式 順水推舟

1.隨著吸氣，提肛調襠；身體先左轉 45 度，繼而隨著身體稍右轉將重心移至右腳，右腿下蹲，左腳向左前方上步，腳跟著地成左虛步；同時，兩臂自然伸直，兩掌以腕關節頂端領先向左前方弧形上擺至與肩平時，隨身體微右轉，兩肘下沈，將兩手收於肩前，掌心朝向前，掌指朝上；眼平視左前方。

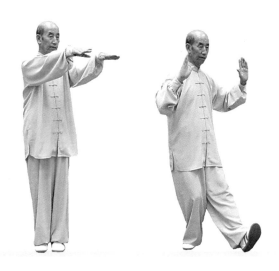

名稱內涵	
順水推舟	順水推舟比喻順勢行事，因利乘便。這裏指練習者放鬆心情做動作，引申為「事事如意、一帆風順」。

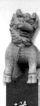

導引保健功

第二式

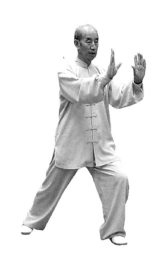

2.隨著呼氣，鬆腹鬆肛；重心下沈前移成左弓步；同時，兩掌分別經腰部前側方稍向下、向前、向上坐腕蹺指推出，兩臂自然伸直，肘尖下垂，宛如順水推舟，隨波逐流，給人輕鬆飄逸之感；眼平視左前方。

3.隨著吸氣，提肛調襠；將重心移至右腳，右腿半蹲，左腿伸直，左腳尖蹺起成左虛步；同時，兩掌鬆腕使掌心朝下，隨著身體先微右轉、後微左轉，兩肘下沈，將兩掌稍向上劃弧收於肩前，掌心朝前，掌指朝上；眼平視左前方。

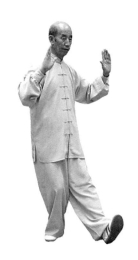

4同2；5同3；6同2。

7. 隨著吸氣，提肛調襠；重心先移到右腳，右腿半蹲，左腿伸直，左腳尖蹺起成左虛步，兩臂自然伸直，兩掌心朝下；繼而身體向右轉正，兩掌隨之向右平擺至與肩平，兩臂仍自然伸直，掌心朝下；眼平視前方。

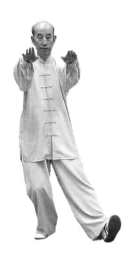

小知識

關於人體組織結構的陰陽？

《素問‧金匱真言論》云：「夫言人之陰陽，則外為陽，內為陰。言人身之陰陽，則背為陽，腹為陰。言人身之臟腑中陰陽，則臟為陰，腑為陽。肝、心、脾、肺、腎五臟皆為陰，膽、胃、大腸、小腸、膀胱、三焦六腑皆為陽。故背為陽，陽中之陽心也；背為陽，陽中之陰肺也。腹為陰，陰中之陰腎也；腹為陰，陰中之陽肝也；腹為陰，陰中之至陰脾也；此皆陰陽表裏內外雌雄相應也。故以應天之陰陽也」。

—— 《內經講義》

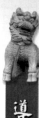
8.隨著呼氣，鬆腹鬆肛；左腳向右腳併攏，隨之兩腿逐漸由屈緩緩伸直；同時，兩掌垂於體側，兩臂自然伸直，掌指朝下；眼平視前方。

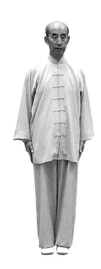

練功次數：

共做兩個8拍，第2個8拍同第1個8拍，唯身體右轉，右腳上步做動作。

要點提示：

1.成虛步時，要鬆腰斂臀，上體切勿後仰或前傾。

2.成弓步時，臀部勿凸起，要鬆胯沈臀，後腳不撥跟。

小知識	黃帝曰：「陰陽者，天地之道也，萬物之綱紀，變化之父母，生殺之本始，神明之府也」。
	——《陰陽應象大論》

第三式　肩擔日月

　1.隨著吸氣，提肛調襠；兩腳不動，上體左轉 90 度，兩臂內旋，繼而兩掌劃弧反臂上托，當兩掌高與肩平時，臂外旋仍使掌心朝上，兩肘彎屈，肘尖下沈，上臂與上體的夾角約成 90 度，上臂與前臂的夾角約為100度，掌心朝上，掌指朝向身體兩側；眼看左掌。前手似托日，後手如托月，宛若日月光輝，溫煦著五臟六腑，滋潤著心田。

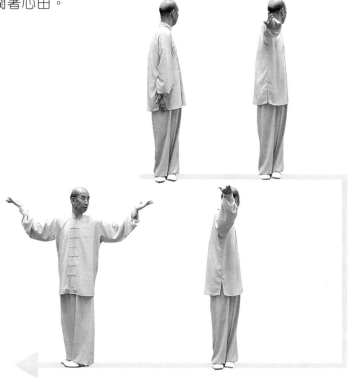

小知識	老人切不可以饑腹多食，以快一時之口，致生不測。
	——《攝生消息論》

導引保健功

第三式

2.隨著呼氣，鬆腹鬆肛；身體向右轉正，兩掌隨轉體同時向外（臂內旋）劃弧使掌心斜朝上，掌指朝後上方；眼看左前方。

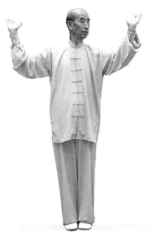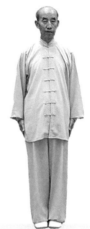

動作不停，兩掌向前、向下落於體側成併步站立姿勢，掌指朝下；眼平視前方。

3、5、7同1；4、6、8同2。

名稱內涵肩擔日月	「肩擔日月」來源於巧答皇帝的故事。從前有位秀才參加科舉考試，連獲鄉試第一、京試第一，只剩下殿試一關。皇帝已看過他的試卷，感到十分滿意。但不知他家庭出身如何？口才怎樣？因此在殿試時，沒問他治國安邦之道，也沒問他農桑經濟之策，只問他：愛卿，你祖輩和父母在家作甚？考生一聽，糟了，因他祖父是做酒的，祖母是彈棉花的，父親在外賣豆腐，母親在家磨豆腐。照直說了吧，出身低下，會招來恥笑，說假話吧，一旦被查出，就是欺君之罪，虧得他才思敏捷，應答如流，考生從容答道：「啟稟萬歲，臣祖父母沐浴皇恩—玉甑睜開天地眼，金槌敲動帝王心。」皇上又問：「你父母做什麼？」「母在家扭轉乾坤，父在外肩擔日月。」皇上一聽，龍顏大悅，親點他為頭名狀元。

導引保健功

練功次數：

　　共做兩個 8 拍，第二個 8 拍的第 8 拍兩掌捧在小腹前，掌心朝上，掌指相對，兩掌之間的距離、掌與腹部之間的距離均為 10 公分；眼平視前方。

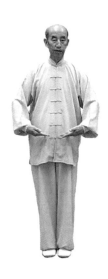

第三式

要點提示：

　　1.成肩擔日月勢時，舒胸展體，沈肩垂肘，手在肩上，肘在肩下。

　　2.轉腰幅度要充分，身體正直，不可左傾右斜，前俯後仰。

　　3.意守命門（屬督脈穴，在第二腰椎棘突下）。

| 小知識 | 老人之食，大抵宜其溫熱熟軟，忌其黏硬生冷。 |
| | ——《壽親養老新書》 |

導引保健功

第四式　鵬鳥展翅

　　1.隨著吸氣，提肛調襠；將重心移到右腳，右腿半蹲，左腳向左開一步，略寬於肩，隨之重心移至兩腳之間，兩腿由屈逐漸伸直；同時，兩掌分別向左右、向上劃弧達於頭頂上方，兩臂均成弧形，掌心朝上，掌指相對，呈徐緩抖掌亮翅狀；眼平視前方。

第四式

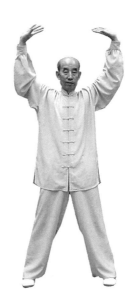

> 小知識　　　鵬，傳說鳥中最大的鳥，由鯤變化而成。（莊子《逍遙遊》）鵬鳥展翅，與鵬程萬里相同，比喻人前程遠大。

　　2.隨著呼氣，鬆腹鬆肛；將重心移到右腳，右腿半蹲，左腳向右腳併攏，隨之兩腿由屈逐漸伸直；同時，兩掌分別向兩側下落收於腹前，臂微屈，掌心朝上，掌指相對，兩掌間的距離和兩掌與腹前距離均為 10 公分，呈鵬鳥合翅狀；眼平視前方。

　　3、4同1、2，唯右腳向右開步做動作。

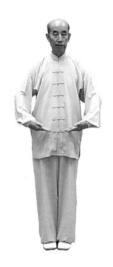

小知識　　聚精之道，一曰寡慾，二曰節勞，三曰息怒，四曰解酒，五曰慎味。　　——《攝生三要》

導引保健功

第四式

　5.隨著吸氣，提肛調襠；將重心移到右腳，右腿半蹲，左腳向前上步，腳尖蹺起成左虛步，繼而重心緩緩的移到前腳（左腳），隨之兩腿伸直，右腿跟提起；同時，兩掌由身前一起環抱上托達於頭頂前上方，掌心朝上，掌指相對，兩臂成弧形；眼平視前方。

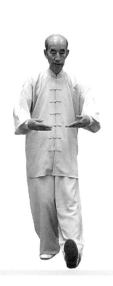
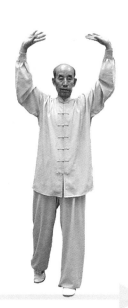

小知識	寒極生熱，熱極生寒。寒氣生濁，熱氣生清。
	——《陰陽應象大論》

6. 隨著呼氣，鬆腹鬆肛；將重心移至右腳，右腳跟落地，右腿半蹲，左腿伸直，左腳尖蹺起，繼而左腳向右腳併攏，隨之兩腿由屈逐漸伸直；同時，兩掌一起向前、向下捧落於小腹前，兩臂成一圓形；眼平視前方。

7、8同5、6，唯右腳向前上步做動作。

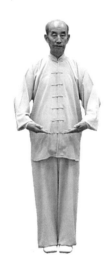

練功次數：

共做兩個8拍。

要點提示：

1. 精神集中，意守丹田。

2. 兩掌上托時，舒胸展體，後腳跟儘量上提，兩掌捧在腹前時，略含胸沈氣，上下肢要協調一致。

| 小知識 | 《荀子·勸學篇》：「騏驥一躍，不能十步；駑馬十駕，功在不捨。」「鍥而捨之，朽木不折；鍥而不捨，金石可鏤。」 |

導引保健功

第五式

第五式　力搬磐石

　　1.隨著吸氣，提肛調襠；將重心移至右腳，右腿半蹲，左腳向左開一大步，約當本人的三腳長，隨著重心移到兩腳之間，兩腿由屈逐漸伸直；同時，兩掌向上托搬至胸前，掌心朝上，掌指相對；眼兼視兩掌。

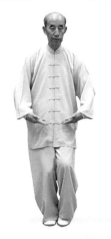
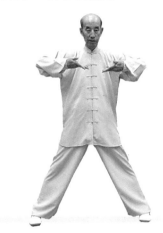

　　動作不停，兩臂內旋，兩掌分別向上經面前向左右劃弧達於身體的兩側，兩臂自然伸直，掌心朝前側方，掌指朝斜上方；眼睛平視前方。

2.隨著呼氣，鬆腹鬆肛；兩腿緩緩下蹲成馬步；同時，兩臂內旋使掌心朝下，掌指朝側，兩掌向下劃弧於膝下方抄掌，兩臂成環狀，掌心向上，掌指相對，兩掌之間距離約 10 公分，呈搬石狀；眼睛餘光兼視兩掌，不要躬身低頭。

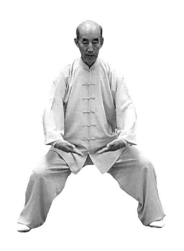

名稱內涵
力搬磐石

磐石，厚重石頭，比喻堅固不動，能負重任。中國民間流傳，石頭壽命長於動植物，故為「壽石」。並常將壽石與東海仙境畫在一起祝人長壽，表示「福如東海，壽比南山」。

傳說石頭能辟邪，特別是泰山石，妖魔鬼怪見到都要遠離避開。

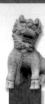

導引保健功

第五式

　　3.隨著吸氣，提肛調襠；兩腿伸直；同時，兩掌向上搬起，當兩掌達於胸前時臂內旋分別向上經面前向左右劃弧達於身體兩側，兩臂自然伸直，掌心朝前側方；眼向前平視。

　　4、6同2；5、7同3。

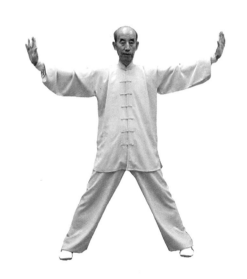

小知識　高年之人，真氣耗竭，五臟衰弱，全仰飲食以資氣血，若生冷無節，饑飽失宜，調停無度，動成疾患。
　　　　　　　　　　　　　　　　　　——《壽親養老新書》

　　8.隨著呼氣，鬆腹鬆肛；將重心移到右腳，右腿彎屈，左腳向右腳併攏，隨之兩腿由屈逐漸伸直；同時，兩掌從體側捧至腹前，掌心朝上，掌指相對，兩掌之間距離和掌與腹之間距離均為 10 公分；眼平視前方。

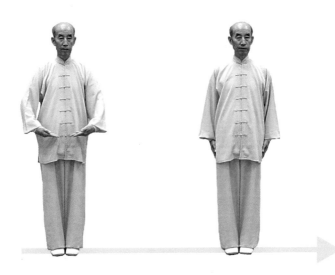

第五式

練功次數：

　　共做兩個 8 拍，第 2 個 8 拍的第 8 拍，右腳向左腳併攏，兩腿由屈逐漸伸直；同時，兩掌垂於體側，還原成併步站立勢；眼平視前方。

要點提示：

　　1.精神集中，意守丹田。

　　2.下蹲時，不要低頭躬身；起身時，要拔頂垂肩。

　　3.兩掌上搬時要做到「力搬磐石不在力，搬石千斤重在意」。

小知識	百病生於氣也，怒則氣上，喜則氣緩，悲則氣消，恐則氣下……驚則氣亂……思則氣結。　《黃帝內經》

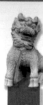

第六式　推窗望月

1.隨吸氣，提肛調襠；兩腳不動，身體微向左轉；同時，右臂內旋使掌心朝向身前，向左、向上弧形擺至肩前，臂微屈；左掌邊內旋邊向左擺動，當擺至體側略高於髖關節時，手臂外旋向上擺動達於左側方，臂自然伸直，掌心朝前；眼看左掌。

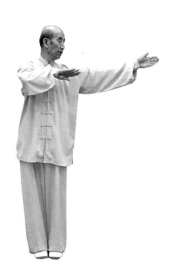

第
六
式

月，舊稱「太陰」，是地球的衛星。傳說，月亮上有嫦娥，她是神話中后羿之妻，后羿從西王母處得到不死之藥，嫦娥偷吃後，逐奔月宮。故事見《淮南子·覽冥訓》。

此處是講練功如能與自然協調相處，達到「天人合一」的境界。正如導引養生功之歌所唱「靜似秋月夜，動若柳隨風……青春添瀟灑，生命登高峰」。

名稱內涵　推窗望月

2.隨呼氣，鬆腹鬆肛；重心移至右腳，右腿半蹲，身體稍右轉，左腳向左橫跨一大步，腳尖內扣；同時，兩掌繼續向上經面前向身體右側弧形擺動，右臂自然伸直，右掌成側立掌，左掌停於右肘內側，掌心向右，掌指朝上；眼轉視右掌。

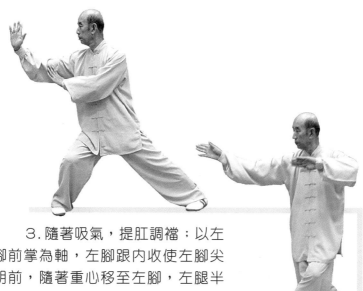

3.隨著吸氣，提肛調襠；以左腳前掌為軸，左腳跟內收使左腳尖朝前，隨著重心移至左腳，左腿半蹲，右腳向左腳左後方插步，腳前掌著地，右腿亦半蹲；同時，兩掌從身體右側向左弧形回帶，左臂約在左胸前，右臂仍在身體右側；眼看右掌。

小知識	養生之道：莫久行、久坐、久臥、久視、久聽……此所謂能中和，能中者必久壽也。 ——《養性延命錄》

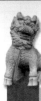

導引保健功

第六式

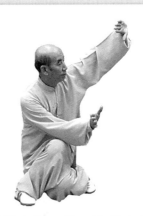

　　4.隨著呼氣，鬆腹鬆肛；兩腿下蹲成盤根步；同時，兩掌繼續向左弧形推出，左掌宜高於肩，左掌心朝左，掌指朝前，左臂自然伸直；右臂稍屈，右掌指朝前，好像推窗望月一般；眼從左虎口下方遠望。

　　5.隨著吸氣，提肛調襠；盤根步先不變，兩掌心朝下，向右弧形擺至身體正前方；繼而重心移至左腳，右腳向左腳併攏，隨之兩腿由屈逐漸伸直；同時，左臂內旋使左掌心朝向身前，向右、向上弧形擺至右肩前，臂微屈；右掌先內旋後外旋，向右、向上擺起達於身體右側方，臂自然伸直，掌心朝前；眼看右掌。

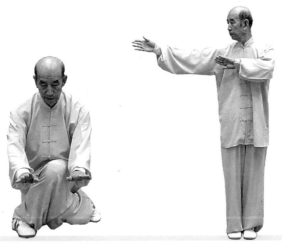

| 小知識 | 凡彼治身，務在積精。長壽在於蓄積。
——《馬王堆漢墓帛醫書》 |

導引保健功

6.隨著呼氣，鬆腹鬆肛；重心移到左腳，左腿半蹲，身體稍左轉，右腳向右橫跨一大步，腳尖內扣；同時，兩掌繼續向上經面前向身體左側弧形擺動，右掌停於左肘內側，掌心朝左，掌指朝上，左臂自然伸直，左掌成側立掌；眼轉視左掌。

第六式

7.隨著吸氣，提肛調襠；以右腳前掌為軸，右腳跟內收使右腳尖朝前（轉正），隨著重心移到右腳，右腿半蹲，左腳向右腳右後方插步，腳前掌著地；左腿亦半蹲；同時，兩掌（右臂內旋，左臂稍外旋）從身體左側向右弧形回帶（右臂約在左胸前，左臂仍在身體左側）；眼看左掌。

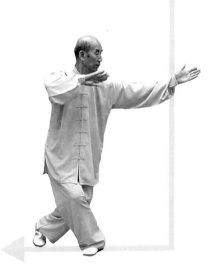

小知識

忍怒以全陰，抑喜以養陽，然後先服草木以救虧缺，後服金丹以定無窮。其意是說，七情和內臟氣血關係密切，情志內傷，陰陽失調，易使人患病。故情志的調節和藥物的治療一樣是養生的重要方面。

——《千金要方》

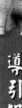

導引保健功

第六式

　　8.隨著呼氣，鬆腹鬆肛；兩腿下蹲成為盤根步；同時，兩掌繼續向右弧形推出，掌心朝右，掌指朝前，右臂自然伸直；左臂稍屈，掌指朝前，像推窗望月一般；眼從右虎口下方遠望。

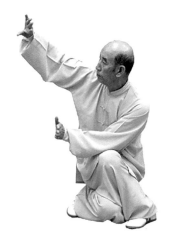

| 小知識 | 　　人生不怕難，就怕愁莫展，能求苦中樂，在難也要治。　　　　　　　　　——《養生壽老集》 |

練功次數：

　　共做兩個8拍，第二個8拍的第7拍成盤根步「推窗望月」，第8拍隨身體直起，兩腿半蹲；同時，兩掌心朝下弧形擺至腿前再上提與肩平，接著，左腳向右腳併攏，兩腿逐漸伸直，兩手垂於體側；眼平視前方。

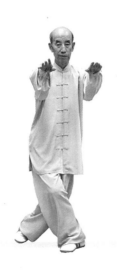
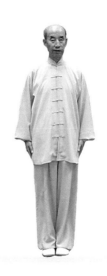

要點提示：

　　1.兩臂弧形繞行時要放鬆，成盤根步和推掌時要協調一致。

　　2.成盤根步時上體要正直，前腳尖外擺，兩腿要盤屈擰緊。

　　3.意念集中，意守勞宮。

| 小知識 | 久視傷血，久臥傷氣，久坐傷肉，久立傷骨，久行傷筋，是謂五勞所傷。 ———《黃帝內經》 |

第七式　迎風撣塵

　　1.隨著吸氣，提肛調襠；兩腳不動，身體左轉45度；同時，兩臂內旋，兩掌分別向左右弧形擺至體側，掌心朝後，手臂自然伸直，稍低於肩；眼看左前方。

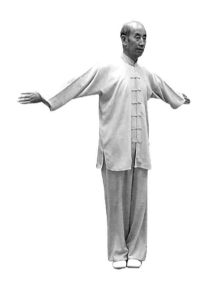

名稱內涵 迎風撣塵	迎風，風正面吹來。撣、除去之意。不僅撣去身體外部的灰塵，還要清除思想中的雜念，淨化心靈。取得「心全於中，形全於外」。

導
引
保
健
功

第
七
式

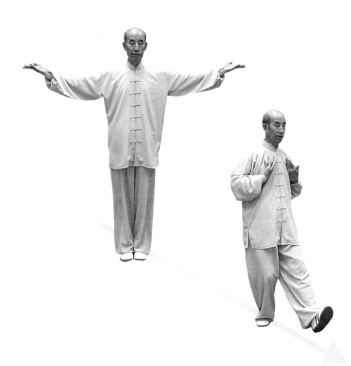

　　動作不停，身體稍向右轉；同時，兩臂外旋使掌心
朝上，兩臂自然伸直，繼而隨著身體稍左轉，重心移至
右腳，右腿半蹲，左腳向左前方上步成左虛步；同時，
兩臂繼續外旋向上、向裏劃弧，兩掌背、小指側貼於胸
部，掌指朝上；眼看左前方。

小 知 識	凡人之生也，必以平正，所以失之，必以喜怒憂 患。
	──《管子》

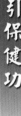

導引保健功

第七式

2.隨著呼氣，鬆腹鬆肛；重心下沈慢慢前移成左弓步；同時，兩手掌背貼著衣襟兩側向下，略向外、向前，兩臂內旋劃弧撣塵達於身前，兩臂自然伸直，掌心朝外；眼看左前方。

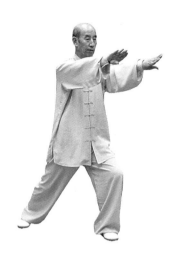

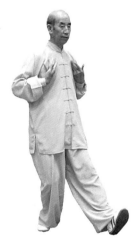

3.隨著吸氣，提肛調襠；身體重心移於右腳，右腿半蹲，左腿伸直，左腳尖蹺起成左虛步；同時，隨著身體微右轉，兩臂外旋，兩掌向胸前劃弧，掌指貼衣襟停於胸部兩側，掌指朝上；眼平視左前方。

4同2；5同3；6同2；7同3。

小知識　　大風先倒無根樹，傷寒偏死下虛人。
　　　　　　　　　　　　——《雞肋篇》引諺

8．隨著呼氣，鬆腹鬆肛；身體右轉正成左虛步；同時，兩掌分別先內旋，後外旋擺至體側，掌心朝上；眼平視前方。

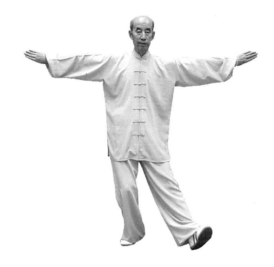

第七式

小知識

什麼是五行之中的「相乘」與「相侮」？

「乘」有乘虛侵襲之意，「侮」有恃強淩弱的意思。如木氣有餘而金不能對木加以正常的抑制時，則木氣太過便去乘土，同時，反過來還會侮金；反之，木氣不足，則金來乘木，土反侮木。這種五行乘侮的關係，也就是事物內部相互之間的關係失去正常協調的表現。
　　　　　　　　　　　　——《內經講義》

導引保健功

第七式

　　不停，左腳向右腳併攏，隨之兩腿由屈逐漸伸直；同時，兩掌經面前劃弧按於腹前，掌心朝下，掌指相對，兩臂撐圓；眼平視前方。

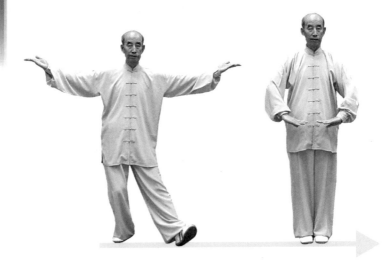

練功次數：
　　共做兩個 8 拍。
要點提示：
　　1.意守勞宮。
　　2.上步和併步時，均要先穩定重心。
　　3.兩臂旋轉幅度宜大，上下肢要協調一致。

小知識　　嗜慾不能勞其目，淫邪不能惑其心。
　　　　　　　　　　　　　　　　——《黃帝內經》

第八式　老翁拂髯

1.隨著吸氣，提肛調襠，將重心移至右腳，右腿半蹲，左腳跟提起；眼平視左前方。

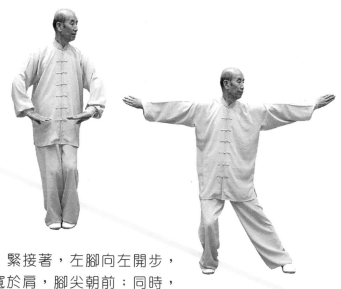

緊接著，左腳向左開步，略寬於肩，腳尖朝前；同時，兩臂內旋，兩掌分別向左右反臂托掌，臂自然伸直，高與肩平，掌心朝後，眼看左掌。

名稱內涵　老翁拂髯

老翁：指老夫（老人自稱）。《禮記·曲禮上》：「大夫七十而考仕……自稱曰老夫」。泛指年過七十，頭髮蒼白的老人。

拂髯：髯，兩頰上的長鬚，或指長鬚之人。《三國志·蜀志·關羽傳》：「羽美鬚髯，故亮（諸葛亮）謂之髯。」拂，掠過之意。

導引保健功中的「老翁拂髯」，是自比年邁長鬚的老壽星，手拂銀鬚，神采奕奕。

導引保健功

　　動作不停，重心移至左腳，左腿半蹲，右腿伸直；同時，兩掌隨兩臂外旋使掌心朝上方，兩臂略屈；眼看左掌。

第八式

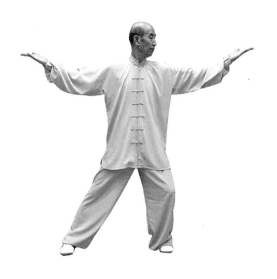

<table>
<tr><td>小知識</td><td>「智者無為，愚人自縛。法無異法，妄自愛著。將心用心，豈非大錯？」 ——《五燈會元》卷一
　　智者不做也不去想，愚人總把自身綑綁。萬物之間並沒有區別，偏愛執著本屬虛妄。整天用心殫精竭慮，豈非犯了大的錯誤。</td></tr>
</table>

　　2.隨著呼氣，鬆腹鬆肛；右腳向左腳併步，隨之兩腿由屈逐漸伸直；同時，兩掌向上、向面前劃弧，用虎口托鬚髯經胸前向前下方按掌，兩臂成弧形，掌心朝向下，虎口朝前；眼平視前方。

導引保健功

第八式

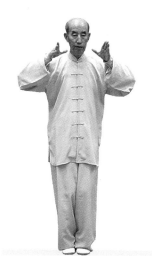
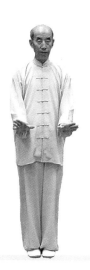

3、5、7同1；4、6、8同2。

第二個8拍同第一個8拍，唯兩腳與頭均不動。

做完後，將兩掌疊於丹田，男性左手在裏，女性右手在裏，稍停片刻，垂於體側，還原成併步站立勢；眼平視前方。

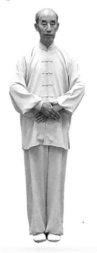 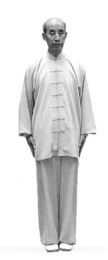

練功次數：

共做兩個8拍。

要點提示：

1. 精神集中，意守丹田。

2. 身體充分放鬆，上下肢要協調一致。

3. 兩掌托鬢下按時，百會要上頂，顯示出神采奕奕的風姿。

4. 練功完畢，稍停片刻，再離開練功位置。

小知識　　上士別床，中士異被。服藥百裹，不如獨臥。
　　　　　　　　　　　　　　　　　　——《千金要方》

導引保健功

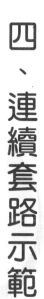

四、連續套路示範

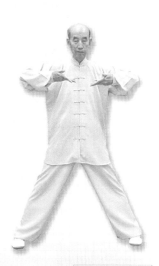

導引保健功連續示範

功前準備：
　　併步站立，周身放鬆，氣定神斂，思想集中，怡然自得，準備練功。

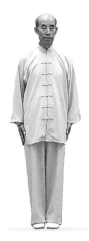 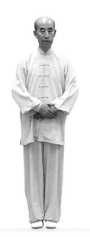 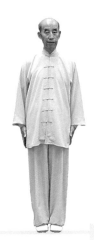

默念練功口訣：
　　夜闌人靜萬慮拋，意守丹田封七竅。
　　呼吸徐緩搭鵲橋，身輕如燕飄雲霄。

要點提示：
　　1.兩手疊於丹田，男、女均左手在裏。
　　2.默念完畢，將兩手垂於體側；眼平視前方。

導引保健功連續示範

導引保健功

第一式 調息吐納

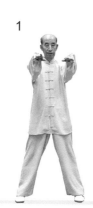

1

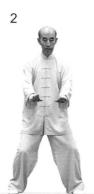

2

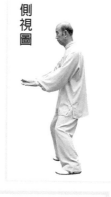

側視圖

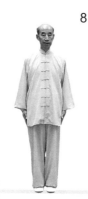

8

4、6同2，5、7同3。

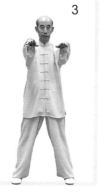

3

第一式

練功次數：

　　共做兩個8拍，第二個8拍的第8拍兩腿伸直，兩掌垂於體側，掌指朝下；眼平視前方。

要點提示：

　　1.兩掌向前，向上擺起時，要沈肩垂肘，切勿挺腹。

　　2.兩腿下蹲時，要鬆腰斂臀，切勿後仰與前傾。

　　3.精神集中，意守丹田或勞宮。

導引保健功連續示範

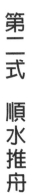

第二式 順水推舟

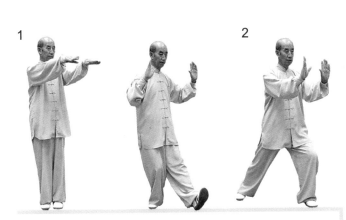

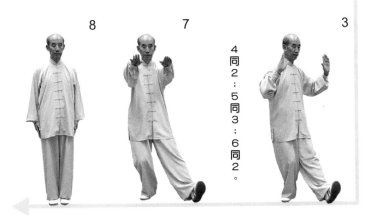

4同2；5同3；6同2。

練功次數：
　　共做兩個8拍，第2個8拍同第1個8拍，唯身體右轉，右腳上步做動作。
要點提示：
　　1.成虛步時，要鬆腰斂臀，上體切勿後仰或前傾。
　　2.成弓步時，臀部勿凸起，要鬆胯沈臀，後腳不撥跟。

導引保健功連續示範

第三式　肩擔日月

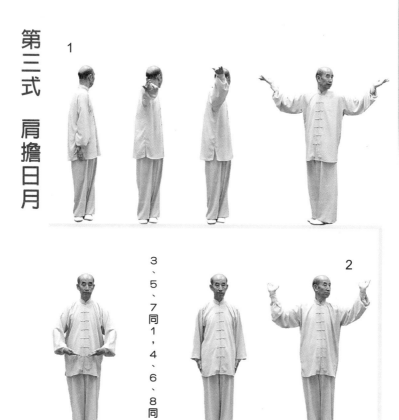

1

2

3、5、7同1，4、6、8同2。

練功次數：
　　共做兩個 8 拍，第二個 8 拍的第 8 拍兩掌捧在小腹前，掌心朝上，掌指相對，兩掌間的距離、掌與腹部間的距離均為 10 釐米；眼平視前方。
要點提示：
　　1.成肩擔日月勢時，舒胸展體，沈肩垂肘，手在肩上，肘在肩下。
　　2.轉腰幅度要充分，身體正直，不可左傾右斜，前俯後仰。
　　3.意守命門（屬督脈穴，在第二腰椎棘突下）。

導引保健功連續示範

第四式·鵬鳥展翅

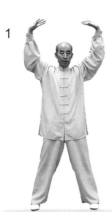

1

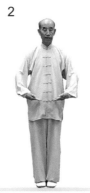

2

3、4同1、2：唯右腳向右開步坐動作。

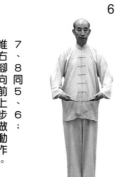

6

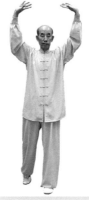

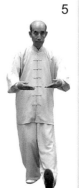

5

7、8同5、6：唯右腳向前上步做動作。

練功次數：
　　共做兩個8拍。
要點提示：
　　1.精神集中，意守丹田。
　　2.兩掌上托時，舒胸展體，後腳跟儘量上提，兩掌捧在腹前時，略含胸沈氣，上下肢要協調一致。

導引保健功連續示範

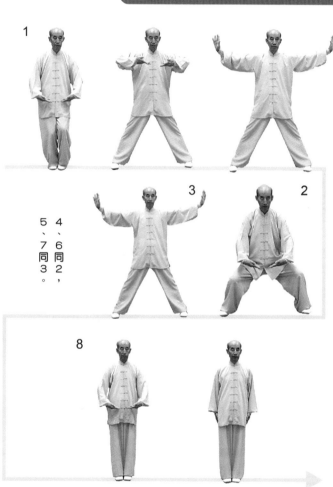

第五式 力搬磐石

5、7同3。
4、6同2，
2

練功次數：
　　共做兩個8拍，第2個8拍的第8拍，右腳向左腳併攏，兩腿由屈逐漸伸直；同時，兩掌垂於體側，還原成併步站立勢；眼平視前方。
要點提示：
　　1．精神集中，意守丹田。
　　2．下蹲時，不要低頭躬身；起身時，要拔頂垂肩。
　　3．兩掌上搬時要做到「力搬磐石不在力，搬石千斤重在意」。

導引保健功

第六式

導引保健功連續示範

第六式　推窗望月

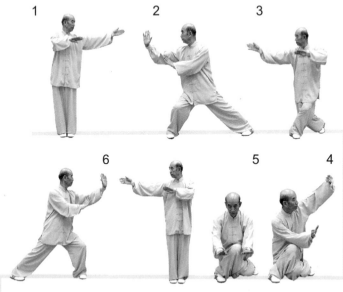

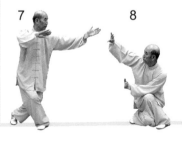

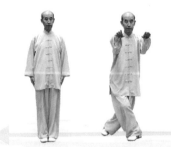

練功次數：

　　共做兩個8拍，第二個8拍的第7拍成盤根步「推窗望月」，第8拍隨身體直起，兩腿半蹲；同時，兩掌心朝下弧形擺至腿前再上提與肩平，接著，左腳向右腳併攏，兩腿逐漸伸直，兩手垂於體側；眼平視前方。

要點提示：

　　1.兩臂弧形繞行時要放鬆，成盤根步和推掌時要協調一致。

　　2.成盤根步時上體要正直，前腳尖外擺，兩腿要盤屈撑緊。

　　3.意念集中，意守勞宮。

導引保健功連續示範

第七式　迎風撣塵

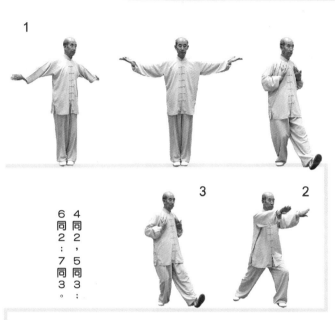

6同2；7同3。
4同2，5同3；

第七式

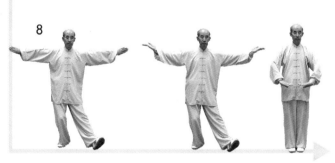

練功次數：

　　共做兩個 8 拍。

要點提示：

　　1. 意守勞宮。

　　2. 上步和併步時，均要先穩定重心。

　　3. 兩臂旋轉幅度宜大，上下肢要協調一致。

導引保健功連續示範

第八式　老翁拂髯

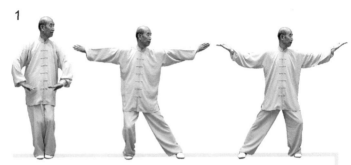

3、5、7同1：
4、6、8同2。

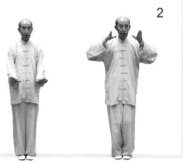

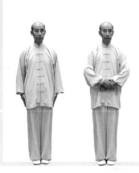

練功次數：共做兩個8拍。
要點提示：
　　1.精神集中，意守丹田。
　　2.身體充分放鬆，上下肢要協調一致。
　　3.兩掌托須下按時，百會要上頂，顯示出神采奕奕的風姿。
　　4.練功完畢，稍停片刻，再離開練功位置。

導引保健功

五、經絡圖

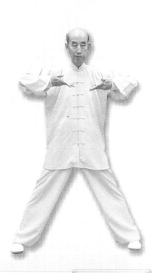

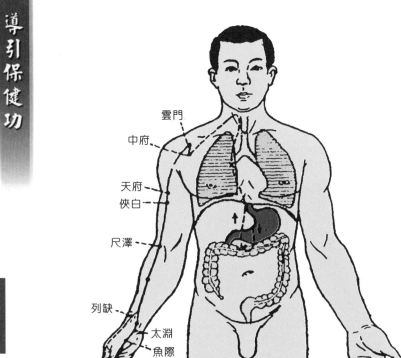

雲門
中府
天府
俠白
尺澤
列缺
太淵
魚際
少商

1.手太陰肺經

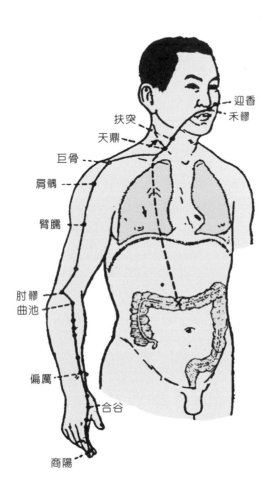

迎香
禾髎
扶突
天鼎
巨骨
肩髃
臂臑
肘髎
曲池
偏厲
合谷
商陽

2.手陽明大腸經

導引保健功

經絡圖

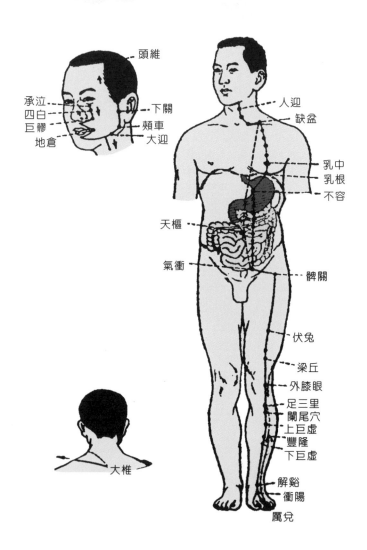

頭維

承泣
四白
巨髎
地倉

下關
頰車
大迎

人迎
缺盆

乳中
乳根
不容

天樞

氣衝

髀關

伏兔

梁丘
外膝眼
足三里
闌尾穴
上巨虛
豐隆
下巨虛

解谿
衝陽
厲兌

大椎

3.足陽明胃經

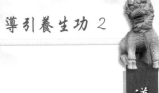

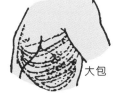

大包

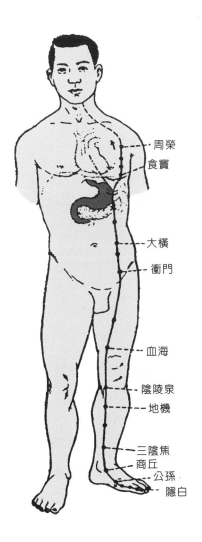

周榮
食竇

大橫

衝門

血海

陰陵泉
地機

三陰焦
商丘
公孫
隱白

經絡圖

4.足太陰脾經

經絡圖

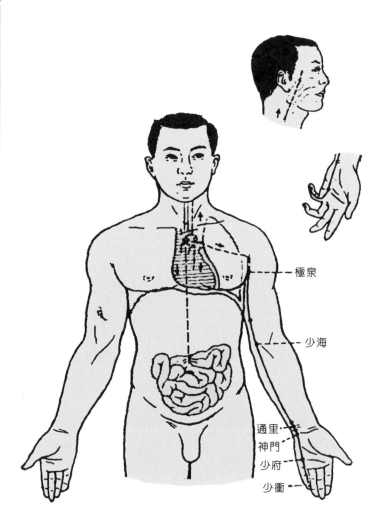

極泉

少海

通里
神門
少府
少衝

5.手少陰心經

導引保健功

經絡圖

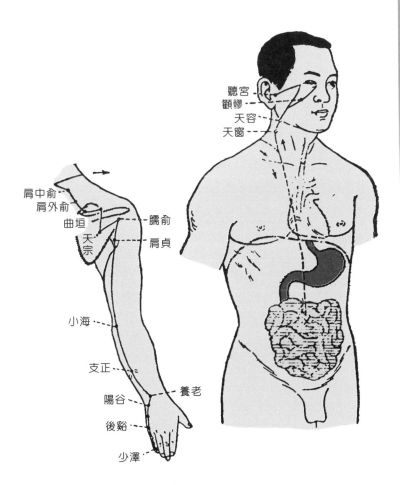

聽宮
顴髎
天容
天窗

肩中俞
肩外俞
曲垣
天宗
臑俞
肩貞

小海

支正

陽谷　　養老

後谿

少澤

6.手太陽小腸經

經絡圖

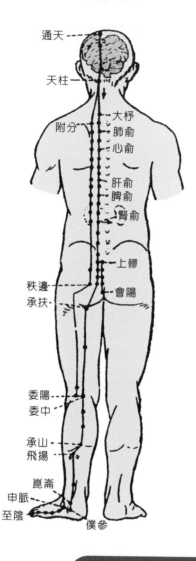

通天
天柱
附分
大杼
肺俞
心俞
肝俞
脾俞
腎俞
上髎
秩邊
會陽
承扶
委陽
委中
承山
飛揚
崑崙
申脈
至陰
僕參

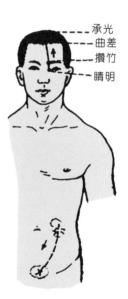

承光
曲差
攢竹
睛明

7.足太陰膀胱經經

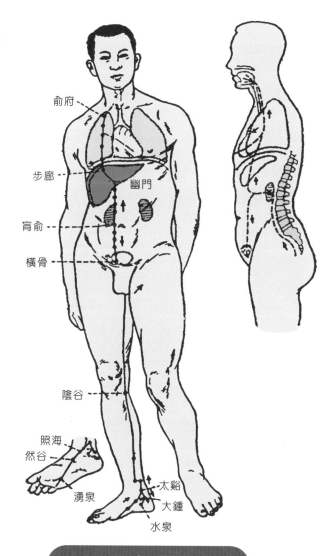

俞府

步廊

幽門

肓俞

橫骨

陰谷

照海
然谷

湧泉

太谿
大鍾
水泉

8.足少陰腎經

導引保健功

經絡圖

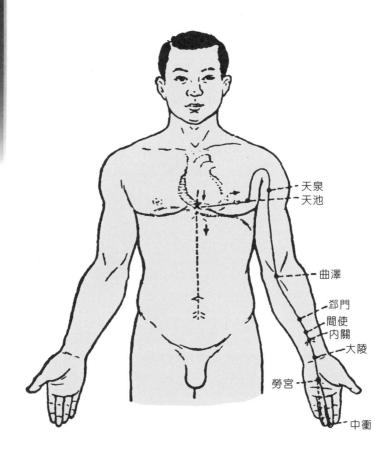

天泉
天池

曲澤

郄門
間使
內關
大陵

勞宮

中衝

9.手厥陰心包經

導引保健功

經絡圖

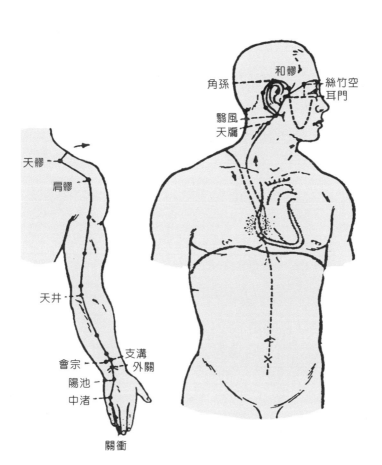

角孫　　和髎
絲竹空
耳門
翳風
天牖

天髎
肩髎

天井

支溝
會宗　外關
陽池
中渚

關衝

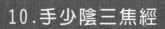

10.手少陰三焦經

導引保健功

經絡圖

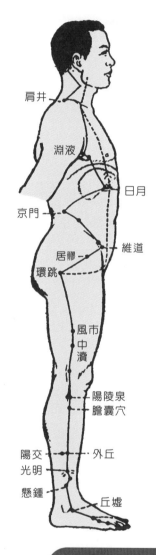

肩井

淵液

京門

居髎

環跳

風市
中瀆

陽陵泉
膽囊穴

陽交
光明

懸鍾

日月

維道

丘墟

外丘

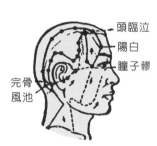

頭臨泣

陽白

瞳子髎

完骨
風池

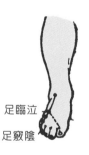

足臨泣

足竅陰

11.足少陽膽經

導引保健功

經絡圖

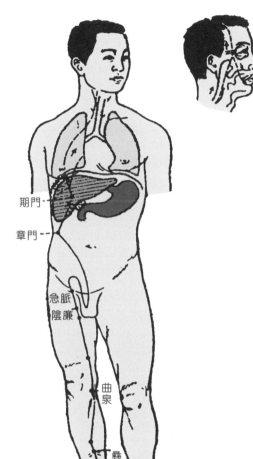

期門

章門

急脈
陰廉

曲泉

蠡溝

12.足厥陰肝經

導引養生功 系列叢書

陸續出版敬請期待

張廣德養生著作

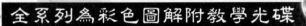
全系列為彩色圖解附教學光碟

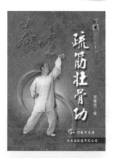

【疏筋壯骨功】是一套預防和治療頸、肩、腰、腿痛、筋力衰弱、不能屈伸、肌肉失養、逐漸消瘦、腰背酸楚、骨弱無力等運動系統疾病的經絡導引動功。其主要特點是：動作舒鬆、幅度宜大、鬆緊結合、緩慢用力、意隨形變、意綿形堅，著重轉體、尤重躬身、強調蹲起，更重膝旋等。經多年的臨床應用和社會實踐，療效顯著，深受中國內外和廣大患者的青睞。

該功法已作為中國《全民健身計劃實施綱要》推廣的功法之一。

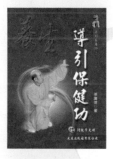

【導引保健功】是一套具有綜合防治意義的經絡導引動功。它是以中醫基礎理論的經絡學說、氣血理論、陰陽五行原理和某些常見病、多發病的病因、病理為依據創編而成的。其主要特點是：意形結合、重點在意、動息結合、著重於息，逢動必旋、逢作必繞，提肛鬆肛、貴與息合，緩慢柔和、圓活連貫等。

該功已推廣、普及到 60 多個國家和地區，強身健體和抵抗衰老的功效顯著，深受廣大群眾和國際友人的歡迎。

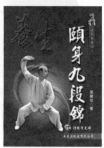

【頤身九段錦】是根據中醫學的經絡學說、氣血理論為指導，創編的養生大法。

其動作簡單扼要、通俗易懂、勢式連貫、協調流暢。在整個練習過程中，要求心息相依、雜念不生、肚腹鼓蕩、鬆實自然、找準穴位、通經活絡。

該「九段錦」既可以坐勢練習，又可取站勢操作。它一方面有助於益氣養肺，在一定程度上防治呼吸系統疾病；另一方面又有助於提高五臟六腑機能，增強機體免疫力、抵抗力。

古今養生保健法 強身健體增加身體免疫力

養生保健 系列叢書

1 醫療養生氣功　醫療養生氣功 　定價250元

2 中國氣功圖譜　中國氣功圖譜 　定價250元

3 少林醫療氣功精粹　少林醫療氣功精粹 　定價250元

4 龍形實用氣功　龍形實用氣功 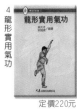　定價220元

5 魚戲增視強身氣功　魚戲增視強身氣功 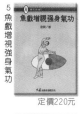　定價220元

6 嚴新氣功　嚴新氣功 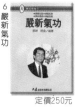　定價250元

7 道家玄牝氣功　道家玄牝氣功 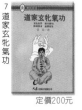　定價200元

8 仙家秘傳祛病功　仙家秘傳祛病功 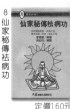　定價160元

9 少林十大健身功　少林十大健身功 　定價180元

10 中國自控氣功　中國自控氣功 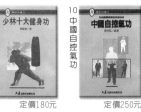　定價250元

11 醫療防癌氣功　醫療防癌氣功 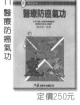　定價250元

12 醫療強身氣功　醫療強身氣功 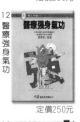　定價250元

13 醫療點穴氣功　醫療點穴氣功 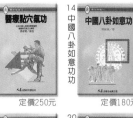　定價250元

14 中國八卦如意功　中國八卦如意功 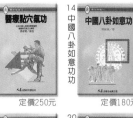　定價180元

15 正宗馬禮堂養氣功　正宗馬禮堂養氣功 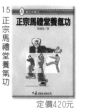　定價420元

16 秘傳道家筋經內丹功　秘傳道家筋經內丹功 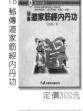　定價300元

17 三元開慧功　三元開慧功 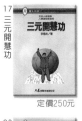　定價250元

18 防癌治癌新氣功　防癌治癌新氣功 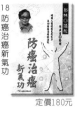　定價180元

19 禪定與佛家氣功修煉　禪定與佛家氣功修煉 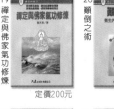　定價200元

20 顛倒之術　顛倒之術 　定價360元

21 簡明氣功辭典　簡明氣功辭典 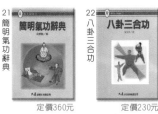　定價360元

22 八卦三合功　八卦三合功 　定價230元

23 朱砂掌健身養生功　朱砂掌健身養生功 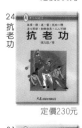　定價250元

24 抗老功　抗老功 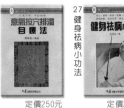　定價230元

25 意氣按穴排濁自療法　意氣按穴排濁自療法 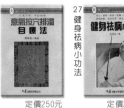　定價250元

26 健身祛病小功法　健身祛病小功法 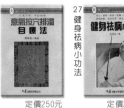　定價200元

28 張氏太極混元功　張氏太極混元功 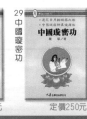　定價250元

29 中國璇密功　中國璇密功 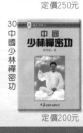　定價250元

30 中國少林禪密功　中國少林禪密功 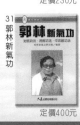　定價200元

31 郭林新氣功　郭林新氣功 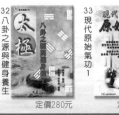　定價400元

32 八卦之源與健身養生　太極 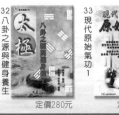　定價280元

33 現代原始氣功　現代原始氣功1 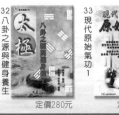　定價400元

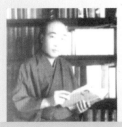
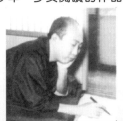
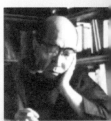
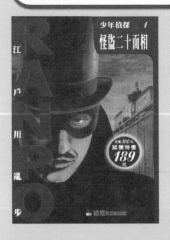
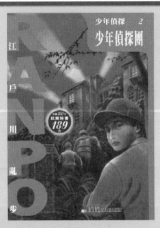
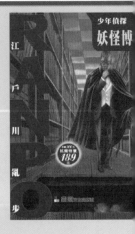